AF321124

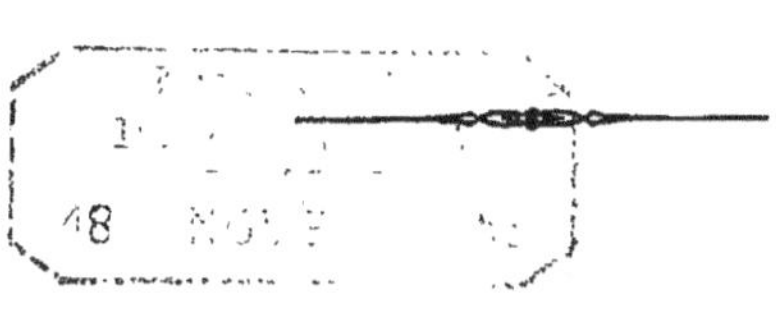

INOCULATION DE LA PETITE VÉROLE

ÉPISODE DE LA FIN DU XVIIIe SIÈCLE

Par le Dr Alph. MAURICET

de la Faculté de Paris,
Secrétaire du Conseil central d'hygiène et de salubrité du Morbihan,
Médecin en chef de l'Hôpital civil de Vannes, etc., etc.,
Officier d'académie.

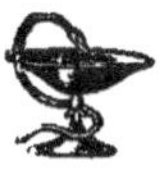

VANNES

IMPRIMERIE GALLES, RUE DE LA PRÉFECTURE.

—

1883.

A mes Maîtres,

A mes Amis,

Il y a dix ans, quand j'acceptai de mes collègues du Conseil central d'Hygiène les fonctions de Secrétaire, je pris à part moi, l'engagement d'étudier tout ce qui pouvait intéresser l'état sanitaire de notre département. A grand'peine, j'arrivai à avoir la collection complète des rapports de mon prédécesseur (1849-1873), le Docteur Fouquet. — Heureusement, mon savant ami M. Rosenzweig, Archiviste du département, me mit sur la voie. Il existe aux chefs-lieux de nos préfectures des salles remplies de liasses poudreuses où se trouve l'histoire du pays écrite de la main même de ceux qui l'ont faite. Je me mis courageusement à l'œuvre et dépouillai tout ce qui avait trait à la police médicale. J'ai connu les jouissances de nos grandes fouilles archéologiques ; j'en ai eu d'aussi complètes en revivant à côté des médecins du commencement de ce siècle.

Comme·on se figure toujours que ce qui nous a fortement intéressé doit intéresser les autres, j'ai pensé à publier quelques-uns de ces feuillets — Ma découverte ! C'est à un bien petit nombre d'exemplaires que je vais le faire : témoignage de gratitude pour mes Maîtres qui ont bien voulu jusqu'ici m'encourager, d'affection pour mes Amis et compatriotes à qui peut-être je servirai de guide dans de nouvelles recherches. Si je puis éviter à mes successeurs un travail auquel on ne peut faire qu'un reproche, c'est de prendre bien du temps : je serai largement récompensé.

Vannes, 21 octobre 1883.

LA VARIOLE ET SA PROPHYLAXIE AU XVIIIᵉ SIÈCLE.

« Il est certain, a dit Littré, que des maladies nouvelles apparaissent et que des maladies anciennes s'éteignent. » Au nombre des plus terribles, nous devons placer la variole. Ozanam, Anglada, Léon Colin, nous ont donné l'histoire et l'évolution de ces terribles épidémies qui remontent au VIᵉ siècle de notre ère.

Ambroise PARÉ considère la petite Vérole et la Rougeole comme : *Les Postes, Hérauts et Messagers de la Peste* ; et il ajoute : *on peut assurément dire, qu'en icelles, il y a une qualité tellement vénéneuse et contagieuse, que même avec les humeurs et parties charnues, elles rongent et gastent les os, comme fait la grosse Vérole.*

SYDENHAM avait bien établi : « Que les petites Véroles attaquent des familles entières, sans » épargner personne, de quelqu'âge qu'il soit, à moins qu'on ait déjà eu cette maladie. »

La prophylaxie de la Variole se trouve tout entière dans ce dernier membre de phrase.

STOLL aphorisme 549 en déduit nettement la conséquence.

« Les épidémies varioleuses étant tantôt funestes dans les divers pays et tantôt douces, » on communique, de dessein prémédité, le miasme contagieux, qui n'épargne que très peu » d'individus. Choisissant la saison, la santé et le mode de communication. Cette pratique » s'appelle *Inoculation.* »

1

L'inoculation existait depuis près d'un siècle ; ce n'était pas seulement un entraînement général au xviiie siècle ; ce fut la mode !

Rien ne lui manqua pour arriver à cette faveur, comme nous allons le voir dans un instant, puisque même au parlement de Bretagne, le Procureur général du Roi, Caradeuc de la Chalotais, allait requérir à son sujet.

Les plus grands seigneurs ne se font pas seulement inoculer, ils laissent leurs médecins publier ce qu'ils ont observé.

Lassone. Rapport des inoculations faites dans la famille Royale au château de Marly ; lu à l'Académie des sciences le 20 juillet 1774.

Richard de Hautesierk, premier médecin des Camps et Armées du Roi, inocule le Roi, Monsieur et Monseigneur le Comte d'Artois.

On inoculait jusqu'aux animaux pour les affections épizootiques, en opérant au moyen de séton, soit par : *un fil imbibé et appliqué à des veaux nés de vaches saines ou guéries. Ou en incisant le paturon et y mettant des étoupes trempées dans l'humeur.*

Les philosophes humoristiques, après avoir raillé les mœurs du siècle, proposaient l'*Inoculation du Bon sens* à nos compatriotes (1).

Le 29 fructidor, an vii (15 septembre 1799), dans un rapport fait à l'école de médecine sur la clinique d'inoculation, les citoyens Pinel et Leroux s'expriment ainsi :

« L'épidémie varioleuse de l'an vi ayant causé des ravages affreux, l'École de médecine
» de Paris a pensé que le moyen le plus efficace pour prévenir par la suite une mortalité
» aussi effrayante, était de rendre très générale l'usage de l'inoculation de la petite vérole.
» Elle a pressé l'exécution *du projet qu'elle avait conçu depuis longtemps* d'obtenir du gou-
» vernement l'établissement d'une Clinique d'inoculation...,
» ....
» ....
» que ne doit-on pas se promettre pour l'instruction des élèves, pour l'avantage des citoyens,
» si l'École parvient à faire établir un Hospice d'inoculation, dans lequel un grand nombre
» de personnes de tout âge, de tout sexe, de toute profession, viendra se délivrer de la
» crainte d'une maladie terrible..,
» ....
» dans lequel on pourra sans aucun risque, pour la santé des individus, répéter toutes les
» expériences qui ont été heureusement tentées, et mêmes celles qui ne sont pour nous
» qu'indiquées, comme l'inoculation de LA VACCINE !...
.... »

On avait mis plus d'un siècle avant d'en arriver là, et encore c'était au moment où un écho lointain faisait pour la première fois, peut-être, entendre le nom de la vaccine à l'état d'*expériences indiquées !*

---

(1) Voici la formule empruntée à un manuscrit de l'époque l'*Inoculation du Bon sens :*

« J'ai joint une portion de flegme Anglais à plusieurs dragmes de raffinement Italien, plusieurs onces de gravité
» Espagnole, de rigidité Allemande à quelques scrupules de légèreté Française. Telle est la masse qui doit former
» le Grain de Bon sens propre à nous guérir radicalement si nous pouvons arriver à l'introduire jusqu'à l'endroit
» où il doit agir. »

Le blocus intellectuel et scientifique nous isolait !

Au nombre des 24 élèves qui suivirent ce cours, j'ai relevé les noms suivants :

HAMEL, Jean-Philippe ; TRASTOUR, Étienne ; LE MOULLEC, Yves.

La Bretagne s'y trouvait comme on le voit bien représentée à côté de Recamier, Claude-Anthelme, leur collègue.

Arrivons au but de cette brochure.

Les pièces qu'on va lire ont trait aux rigueurs que l'Administration employait pour régulariser la pratique de l'inoculation.

C'était à elle qu'on attribuait, au siècle dernier, le danger épidémique de la Variole.

L'épidémie de 1779, où une *multitude de personnes périt*, occasionna un arrêté de la Cour faisant défense de louer ou affermer des chambres, maisons ou jardins dans la ville et fauxbourgs de Rennes pour inoculer.

Cette ordonnance est homologuée par arrest de la Cour du Parlement, sur la requête du Procureur général du Roi, Caradeuc de la Chalotais.

L'épidémie de l'an VI ayant occasionné de nombreux décés à Quimper et commençant à se manifester à L'Orient, l'Administration centrale du Morbihan publie un arrêté afin de poursuivre devant le tribunal de police correctionnelle les contrevenants à ces règlements.

L'Administration du Faouët, en accusant réception de cette circulaire, ajoute que l'inoculation ne serait pas goûtée dans les campagnes, ce que je crois sans peine.

M. H*** agent municipal de Port-Liberté (Port-Louis), proteste énergiquement.

Le Commissaire du Directoire exécutif de L'Orient en réfère au Ministre de l'Intérieur, et rapporte le fait du Consul Américain Wail, forçant un officier de santé à inoculer sept enfants.

Le Ministre de l'Intérieur en appela à l'École de Paris.

Une consultation fut délibérée sous la présidence de Thouret, et l'extrait du registre des délibérations de l'École fut expédié au Préfet du Morbihan, le 15 prairial an VIII, accompagné d'une lettre portant la signature du nouveau ministre Lucien BONAPARTE.

C'est un peu sèchement le sommaire des pièces que je mets ici sous les yeux de mes lecteurs.

C'est la préface ou le premier chapitre de l'histoire de la vaccination dans le département du Morbihan.

Une réflexion doit venir à l'esprit de tous mes lecteurs.

C'est qu'à la même date, le même homme qui ne voulait pas qu'on nuisit à la pratique de l'inoculation, proclamait dans la Constitution de l'an VIII :

« La Révolution est fixée aux principes qui l'ont commencée. ELLE EST FINIE. »

A cette date, Jenner, en vulgarisant la vaccine, reléguait l'inoculation dans le domaine de la science historique ; et, Napoléon, à la tête de ses armées et le Code en main, allait porter les principes de la Révolution française dans toute l'Europe.

ORDONNANCE DE POLICE DU 1ᵉʳ MARS 1787.

FRANÇOIS-ANNE-LOUIS PHELIPPES DE TRONJOLY, Procureur du Roi de Police, entré en la chambre du Conseil, a dit :

MESSIEURS,

Votre sentence du 28 et l'arrêt de la Cour du 31 mai 1783, et celui du 12 avril 1786 rendus sur mes remontrances qui font défenses d'inoculer dans la ville et faux bourgs, en infligeant des peines, tant contre les inoculés que contre les inoculateurs, ne défendent point de louer des maisons dans la ville et faux bourgs pour l'inoculation ; je viens donc aujourd'hui vous demander que vous infligiez des peines à ceux qui louent des chambres, maisons ou jardins pour inoculer dans la ville et faux bourgs de Rennes. Je requiers aussi, non qu'il me soit décerné commission pour informer des contraventions aux dits arrests et sentences, parce que la Cour, ainsi que vous, Messieurs, y avez déjà pourvu ; mais je requiers qu'il vous plaise commettre un de Messieurs et fixer jour et heure, pour entendre les témoins que je me propose de faire assigner pour constater les contraventions qui ont actuellement lieu, au grand préjudice de l'humanité. Celles contre lesquelles je réclame, peuvent répandre la contagion en cette ville, ce qui eut lieu en 1779, et une multitude de personnes périt.

Je requiers pour le Roi que sans les peines portées par votre sentence et par l'arrêt que je viens de citer, il soit sous le bon plaisir de la Cour, défendu de louer ou affermer des chambres, maisons ou jardins, pour inoculer, dans la ville et faux bourgs de Rennes ; qu'il me soit fixé jour et heure pour faire assigner, devant un de Messieurs ; des témoins pour constater des contraventions aux sentences et arrests des 28 et 31 mai 1783.

A Rennes, le 1ᵉʳ Mars 1786.

Signé sur la minute : PHELIPPES DE TRONJOLY.

Le dit Procureur du Roi retiré, oui le rapport de maître BUCHET, juge de police, et tout considéré :

LE SIÈGE, faisant droit sur les remontrances et conclusions, du Procureur du Roi, vu ce qui résulte des arrests de la Cour du 31 mai 1783 et 12 avril 1786 a décerné, acte d'abondant au Procureur du Roi de ses plaintes contre tous contrevenants aux dits arrêts, en ce qui concerne l'Inoculation dans la ville et faux bourgs de Rennes ; lui a permis d'en informer devant maître BUCHET, juge de police, à cet effet commis, et sous le bon plaisir de la Cour, fait défenses à toutes personnes d'affermer aucunes maisons et jardins dans la ville et faux bourgs de Rennes, même de souffrir qu'on se serve de leurs maisons et jardins pour la dite Inoculation, sous les peines portées par l'arrêt du dit jour 31 mai 1783.

Arrêté en la chambre du Conseil de l'Hôtel de Ville, à Rennes le 1ᵉʳ mars 1787.

Signé sur la minute :

ROBINET, BUCHET DE BELLEVILLE, LE MINIHY & BARBIER DUPUY, juges de police.

Signé au délivré : L'ÉVESQUE, greffier.

ARREST DE LA COUR QUI HOMOLOGUE UNE ORDONNANCE DE LA POLICE DE RENNES PAR LAQUELLE IL EST FAIT DÉFENSES D'AFFERMER OU PRÊTER DES MAISONS & JARDINS, DANS LA VILLE ET FAUX BOURGS POUR INOCULER DU 30 JUILLET 1787.

Extrait des registres du Parlement.

ANNE-JACQUES-RAOUL DE CARADEUC, Procureur général du Roi entré en la Cour, a dit :

« MESSIEURS,

» Les Officiers du siége de Police de cette ville, en décernant à mon Substitut acte
» de sa plainte contre ceux qui étaient accusés d'avoir contrevenu aux arrêts relatifs aux
» précautions à prendre pour l'Inoculation, ont, sous le bon plaisir de la Cour, fait défenses
» à toutes personnes d'affermer aucunes maisons et jardins, dans la ville et faux bourgs pour
» être employés à cet usage. Une semblable disposition ne peut qu'être bien accueillie, puis-
» qu'elle a pour objet la conservation de l'espèce humaine, et qu'elle est une suite de l'ordon-
» nance rendue par les mêmes juges le 28 mai 1783, qui, par arrêt du 31 du même mois,
» a été homologuée et déclarée commune pour toutes les villes du ressort. Il me semble que
» le bien de l'humanité exige que la sentence dont je viens requérir l'homologation, soit
» également déclarée commune.

» A ces causes, A DIT LE PROCUREUR GÉNÉRAL DU ROI, requis qu'il y soit pourvu sur ses
» conclusions qu'il a laissées par écrit. »

Icelui retiré, ses conclusions vues ; oui le rapport de maître EUZENON et KERSALUN,
Conseillers en grand chambre et sur ce délibéré :

LA COUR, faisant droit sur les remontrances et conclusions du Procureur général du Roi,
a homologué la sentence rendue par les juges de police de cette ville le 1er mars dernier,
relativement à l'Inoculation, pour être exécutée suivant sa forme et teneur, l'a déclarée commune pour toutes les villes de la Province, ordonné que la dite sentence, et le présent arrêt
seront imprimés, lus, publiés et affichés partout où besoin sera :

Fait en Parlement à Rennes, le 30 juillet 1787.

Signé : BURET.

DU 7 PRAIRIAL AN SIX.

La santé de nos administrés à laquelle, citoyens, nous sommes chargés de veiller comme à leur sureté, a déterminé l'arrêté dont nous vous remettons ci-joint une expédition, nous vous invitons d'en surveiller l'exécution dans votre arrondissement.

L'Administration centrale informée qu'une épidémie de petite vérole, après avoir ravagé le chef-lieu d'un département voisin (1), commence à manifester son influence dans une des villes les plus peuplées de son ressort (2).

Considérant que le germe de cette épidémie provient d'une inoculation pratiquée imprudemment au sein de la ville premièrement affectée, sentant de quelle importance il est pour ses administrés d'empêcher qu'une imprudence ne donne lieu à la petite vérole naturelle d'exercer ses ravages.

Bien éloignés cependant de blâmer l'usage de l'inoculation, désirant au contraire la voir généralement adoptée.

Le commissaire du Directoire exécutif entendu, arrête en conformité de l'article 356 de la Constitution.

Art. 1er. — Tout habitant des villes qui voudra faire jouir un enfant du bienfait de l'Inoculation, sera obligé de le placer dans des habitations isolées et éloignées des dites villes ou villages considérables à la distance d'un huitième de myriamètre (quart de lieue commune).

Art. 2. — L'inoculé sera gardé dans cette habitation au moins l'espace de deux mois après sa convalescence, et tenu éloigné des personnes qui n'auront pas eu la petite vérole.

Art. 3. — Si cependant l'Inoculation est pratiquée dans un temps de petite vérole épidémique, on ne sera pas obligé d'éloigner des villes l'inoculé un aussi long espace de temps après sa guérison.

Art. 4. — Les règlements du 31 mars 1783, 12 avril 1786 et 30 juillet 1787, qui défendent d'inoculer dans les villes et faux bourgs et infligent des peines tant contre les inoculés et inoculateurs que contre ceux qui prêtent des chambres, maisons ou jardins pour être employés à cet usage, seront exécutés, comme n'ayant pas été rapportés par une loi postérieure et positive.

En conséquence, les contrevenants seront appelés devant le tribunal de police correctionnelle de leur arrondissement respectif.

Art. 5. — Des expéditions du présent arrêté seront adressées aux administrations municipales des villes du ressort et au Ministre de l'Intérieur de la République.

---

(1) Quimper. — (2) Lorient.

RÉPONSE DE L'ADMINISTRATION MUNICIPALE DU CANTON DU FAOUËT.

Primidi de la 3e décade de prairial an 6 républicain,

Nous avons reçu l'expédition de votre arrêté du 7 prairial joint à votre lettre ci-contre le jour d'hier, jusqu'à ce moment notre canton a été préservé de l'épidémie de petite vérole, quelques enfants en furent attaqués l'hiver dernier.

Quelques-uns seulement dans la commune de MELAN, en furent les victimes, et cela, faute de soins. L'Inoculation ne serait surement pas goûtée par les citoyens de nos campagnes et en tout événement nous tiendrons la main à l'exécution de votre arrêté prédit, dont les dispositions sont une suite du zèle et de la sagesse qui vous animent.

Salut et fraternité.

REVEL, Président.   ROPERT, Agent.

PORT-LIBERTÉ, 17 PRAIRIAL AN SIX.

H*** agent municipal du canton de Port-Liberté, aux Administrateurs du département du Morbihan.

CITOYENS ADMINISTRATEURS,

Je me trouve obligé de vous prévenir qu'avant la réception de votre arrêté du 7 courant relativement à l'Inoculation, cette opération était déjà faite pour mes enfants, et qu'en conséquence, leur situation ne me permettait plus de les faire transporter dans une habitation isolée, et éloignée de la ville et des villages considérables d'un quart de lieue, ainsi que le prescrit l'article premier de votre arrêté. J'aurai soin dans leur convalescence d'exécuter les dispositions de l'article 2. En ne les laissant pas communiquer pendant deux mois avec les personnes qui n'ont pas eu la petite vérole ; je dois vous dire cependant que tout annonce qu'ils l'auront très belle, et qu'en conséquence il y aurait beaucoup moins à craindre avec eux qu'avec d'autres.

Les anciens règlements que vous citez dans l'art. 4 ne m'étaient point connus ; et je vous avoue que si j'en avais eu connaissance j'aurais eu lieu de les croire rapportés.

En effet, à Brest, l'hôpital de la ville est sans cesse rempli d'enfants qui sont inoculés. Dans tous les endroits possibles on inocule dans les villes, et vous devez vous attendre que désormais cette opération sera bien rare dans notre département, attendu :

1o Que peu de personnes auront les moyens de louer des maisons en campagne.

2o Que les maisons mêmes, isolées comme elles doivent l'être, seront infiniment rares.

3o Qu'on n'y trouvera pas toujours des Médecins et que jamais ils ne pourront, en venant voir les enfants de temps à autre, leur porter les mêmes soins que s'ils les avaient en ville, sous leurs yeux.

4o Enfin, que la sûreté individuelle n'est pas parfaitement assurée dans les campagnes et que celui qui n'a pas cessé de travailler pour la CHOSE depuis le commencement de la Révolution a lieu d'avoir plus particulièrement ses craintes et ses inquiétudes.

Au reste, à l'avenir je ferai ce que j'ai toujours fait, c'est-à-dire que j'obéirai et suivrai en tous points les dispositions de votre arrêté, si je me décide à inoculer mes autres enfants.

Salut et fraternité.   H***

LE COMMISSAIRE DU DIRECTOIRE EXÉCUTIF PRÈS L'ADMINISTRATION MUNICIPALE DE L'ORIENT.

AU MINISTRE DE L'INTÉRIEUR.

Lorient, le 27 florial an VII.

Les heureux effets de l'Inoculation n'étant pas encore généralement connus et les avantages de cette méthode salutaire ne pouvant être trop répandus, je crois de mon devoir de vous rendre compte de ce qui vient de se passer dans cette commune.

Le citoyen Wail, consul Américain résidant en ce port, loge dans la même maison avec deux sœurs ayant tous des enfants qui sont continuellement ensemble.

Un de ces enfants se trouve indisposé ; il ne cesse pas cependant de communiquer avec les autres, trois jours après la petite vérole se manifeste.

La garde a avoué qu'elle l'a conduit dans une maison où il y avait un enfant atteint de cette cruelle maladie.

Le citoyen Wail craignant que ses enfants, ses neveux et nièces soient la proie de ce fléau destructeur, prend la ferme résolution de les faire inoculer ; il fait venir un officier de santé qui s'y refuse ne voulant pas contrevenir à l'arrêté de l'Administration centrale du département du Morbihan, du 7 Prairial an 6, qui porte que *tout habitant de ville qui voudra faire jouir un enfant du bienfait de l'Inoculation sera obligé de le placer dans des habitations isolées et éloignées des dites villes ou villages considérables.*

Le citoyen Wail observe à l'Officier de santé que la rigueur de la saison ne permettant pas de faire inoculer les enfants à la campagne, que, d'ailleurs, il n'a rien fait disposer à cet effet, et ne voyant que le danger qui les environne, lui déclare qu'il va lui-même les inoculer et se met en mesure pour opérer.

L'officier de santé voyant sa détermination inébranlable se vit forcé d'inoculer sept enfants.

Un citoyen logé dans la même maison prend le même parti pour son fils unique.

L'enfant qui avait la petite vérole naturelle ainsi que la nièce du citoyen Wail à qui il l'avait communiquée sont morts, et les huit enfants qui avaient été inoculés sont parfaitement guéris.

Voilà, citoyen Ministre, un exemple bien frapant de l'avantage de l'Inoculation.

Aujourd'huy les citoyens qui étaient le plus opposés à cette méthode, ceux à qui l'habitude, les préjugés ou l'ignorance, étaient un obstacle pour en reconnaître les bienfaits, sont les premiers à redouter, pour leurs enfants, les ravages de la petite vérole naturelle, ils voient l'immensité de ceux qui en ont été les victimes, et craignent le même sort pour les leurs ; ils sont les premiers à vouloir faire usage de cette méthode salutaire et ils sollicitent de l'Administration municipale l'autorisation de faire inoculer leurs enfants chez eux, puisqu'il n'y a aucun établissement à cet effet hors de nos murs et qu'il n'y a pas même de local convenable.

Si l'arrêté de l'Administration centrale n'existait pas, l'Administration municipale près laquelle je suis attaché, aurait pu mettre à l'écart les anciens règlements qui défendent d'inoculer dans les villes et faux bourgs, et s'appuyant de l'article inséré dans le Bulletin décadaire N° 16, *sur les heureux effets de l'Inoculation*, elle aurait pu dis-je, permettre de faire usage de cette méthode dans l'enceinte de nos murs.

Je dois maintenant vous observer, citoyen Ministre, que depuis nombre d'années il règne un cours de petite vérole dans cette commune, que ce fléau destructeur y exerce ses ravages avec plus de cruautés depuis trois années consécutives, et que, sans exagération, *le tiers des individus de tout âge* qui en ont été atteints en ont été les victimes.

L'Inoculation ne doit pas être permise sans doute dans une cité où la petite vérole ne règne pas ; mais ayant un cours continuel dans cette commune, l'air ne cessant d'être infesté de cette contagion par l'immensité d'individus qui en sont atteints, peut-il y avoir d'inconvénients à en faire usage.

Il serait à désirer, citoyen Ministre, que dans les villes où il règne un cours continu de petite vérole, l'Inoculation pût y être permise ; c'est alors que tout citoyen jouirait véritablement de cette méthode salutaire, puisque l'Indigent comme le Riche pourrait en faire usage. Tandis que si le citoyen est assujéti à faire inoculer son enfant à une certaine distance de la ville et des faux bourgs ; alors le citoyen *Riche* aura seul l'assurance de préserver son enfant de cette maladie cruelle, tandis que l'indigent sera forcé d'attendre que le sien en soit atteint naturellement, avec la certitude, pour ainsi dire, qu'il augmentera le nombre des victimes.

D'un autre côté, citoyen Ministre, n'est-il pas à craindre qu'un père intimement convaincu de sauver son enfant par l'inoculation, voyant l'Officier de santé lui refuser les secours de son art pour ne point contrevenir à l'arrêté de l'Administration centrale, prenne le parti, ainsi que le citoyen Wail, de faire circuler lui-même dans ses veines le germe de cette maladie ? quel inconvénient alors ne pourrait-il pas résulter de son inexpérience ?

D'après ces considérations, citoyen Ministre, pesez dans votre sagesse, si l'humanité ne réclame pas que l'arrêté de l'Administration centrale ne reçoive pas son exécution dans cette commune, et que les citoyens soient autorisés à faire inoculer leurs enfants dans l'enceinte de nos murs.

Salut et fraternité.

J. J. TRENTINIAN.

EXTRAIT DU REGISTRE DES DÉLIBÉRATIONS DE L'ÉCOLE DE MÉDECINE DE PARIS.

SÉANCE DU 19 MESSIDOR AN VI.

Le Ministre de l'Intérieur a adressé le 4 de ce mois à l'École de médecine, copie d'un arrêté du département du Morbihan, en date du 7 prairial dernier, et il demande les réflexions de l'École sur les dispositions de cet arrêté dont l'objet est relatif à la petite vérole, et aux moyens d'empêcher que cette maladie se répande dans le département.

D'après le considérant de cet arrêté, il paraît qu'une Épidémie de petite vérole a eu lieu dans un département voisin de celui du Morbihan, que l'on en attribue l'origine à *une inoculation pratiquée imprudemment au sein de la ville premièrement affectée*, et que de là cette maladie s'est successivement répandue dans les lieux circonvoisins, et est parvenue au département du Morbihan.

Sans doute une inoculation pratiquée au sein d'une grande ville, sans avoir l'attention d'isoler l'inoculé, peut, comme on l'indique dans l'arrêté, devenir le germe d'une Épidémie variolique. Mais aussi cette circonstance peut très bien n'être qu'une cause accessoire et apparente de l'Épidémie ; en effet, depuis plusieurs mois, la rougeole, la petite vérole sont ici très communes ; et en ce moment ces maladies sont très répandues dans plusieurs départements très éloignés les uns des autres, sans qu'on puisse l'imputer à des inoculations artificielles et l'attribuer à la faute des inoculateurs ou des inoculés.

Il y a, comme on le sait, mille moyens différents propres à transporter, à répandre la maladie, à la communiquer à ceux qui n'en ont point encore été affectés ; et malgré tous les soins plusieurs des voies de communications échapperont à la surveillance la plus active, tant qu'on n'aura pas pris de mesures générales propres à éteindre le Virus dans sa source. Aussi, en applaudissant aux vues des Administrateurs du département du Morbihan, qui comprennent dans leurs fonctions les objets de salubrité publique, l'École pense qu'à moins d'avoir des preuves positives, il convient peut-être d'attribuer la propagation de la maladie dans le Morbihan, moins à une inoculation, qu'à des circonstances étrangères et accidentelles, afin de ne pas détourner de l'usage d'un secours dont l'expérience a démontré les avantages.

Vos Commissaires pensent aussi que dans de telles circonstances les Arrêtés des corps administratifs doivent être plutôt des avis, des invitations, que des actes comminatoires et de sévérité ; ici comme dans beaucoup d'autres cas, la violence devient inefficace ; c'est par la persuasion, c'est par l'instruction, c'est en indiquant les préjugés, en présentant les vérités, c'est en excitant le zèle et l'attention des hommes de l'art, plutôt qu'en leur présentant la perspective d'une peine afflictive qu'on pourra espérer de voir employer un jour généralement tous les moyens de précaution propres à étouffer le germe d'une maladie qui peut se transmettre par mille voies différentes.

Quoiqu'il en soit, l'art. 1er de l'arrêt du département du Morbihan porte :

« Tout habitant qui voudrait faire jouir un enfant du bienfait de l'inoculation, sera obligé
» de le placer dans des habitations isolées et éloignées desdites villes ou villages considérables
» à la distance d'un huitième de myriamètre (quart de lieue commune). »

On ne peut qu'applaudir aux vues des Administrateurs.

L'article 2 porte :

« L'inoculé sera gardé dans cette habitation, au moins l'espace de deux mois après sa
» convalescence, et tenu éloigné des personnes qui n'auront pas eu la petite vérole. »

Mais cette mesure a paru à l'École beaucoup trop sévère. En effet, lorsque les croûtes
pustulentes sont complètement tombées, il n'existe assurément plus aucun germe de contagion ; d'ailleurs la distance des temps et des lieux sera toujours insuffisante, si on néglige
d'ailleurs les précautions de nettoyer les linges et vêtements imprégnés du virus contagieux.
Vos Commissaires pensent donc qu'une décade après la desquammation complète suffit.

L'article 4 rappelle les fameux règlements au sujet de l'inoculation.

Mais il est à désirer qu'avant d'avoir des preuves positives, l'on n'attache pas trop de sévérité
à cet article, et qu'il soit seulement regardé comme comminatoire et plutôt pour appeler
l'attention que pour infliger des peines. D'après cette analyse exacte de l'arrêté du département du Morbihan, vos Commissaires vous proposent de répondre au Ministre de l'Intérieur,
qu'en applaudissant aux intentions des Administrateurs du Morbihan, le terme de deux mois
après la convalescence fixé par l'article deux, pour tenir éloigné de la société ceux qui auront
été inoculés, est beaucoup trop long, qu'un intervalle d'une ou deux décades est suffisant
pour être à l'abri de la contagion, si d'ailleurs on a pris les précautions de salubrité et de
propreté pour les linges et les vêtements ; enfin qu'il serait à désirer que l'article quatre de
l'Arrêté, soit simplement regardé comme comminatoire, et qu'on n'y attache jamais une
sévérité capable de détourner de l'emploi d'une méthode salutaire employée à prévenir les
ravages d'une maladie qui a déjà fait tant de victimes.

L'École ayant entendu, dans sa séance du 19 messidor an 6, la lecture du rapport ci-dessus,
en a adopté les conclusions et arrêté qu'il en sera envoyé une copie au Ministre de l'Intérieur.

Pour copie conforme :

Signé : THOURET,

Directeur de l'École de Médecine de Paris.

Pour ampliation :

Le Ministre de l'Intérieur,

L. BONAPARTE.

Paris, le 15 Prairial an 8 de la République Française, une et indivisible.

LE MINISTRE DE L'INTÉRIEUR

AU PRÉFET DU DÉPARTEMENT DU MORBIHAN.

Une Épidémie de petite vérole qui exerça, en l'an 7, de grands ravages dans le département du Morbihan, et dont l'Administration centrale crut devoir attribuer la cause à une inoculation pratiquée imprudemment au sein de la ville premièrement affectée, donna lieu à un arrêté de cette Administration du 7 Prairial de la même année, qui prescrit diverses mesures pour empêcher la propagation de cette maladie.

L'Administration ayant soumis cet arrêté à mon approbation le 8 Germinal dernier, j'ai cru devoir préalablement consulter l'École de médecine sur les avantages et les inconvénients qui pourraient résulter de son exécution.

L'École, d'après le rapport qu'elle vient de me présenter à ce sujet, et dont je vous envoie ci-joint copie, ne partage point entièrement l'opinion de l'Administration centrale sur l'origine de la maladie variolique qui a désolé le Morbihan.

Elle pense que l'inoculation n'est souvent qu'une cause accessoire et apparente d'une Épidémie de cette nature, qu'on doit plus particulièrement attribuer à des circonstances accidentelles et étrangères. Elle est d'avis néanmoins qu'il y a lieu d'approuver l'article 1er de l'arrêté dont il est question, qui prescrit d'éloigner d'un huitième de myriamètre des villes ou villages considérables, et de placer dans les habitations isolées les individus qu'on voudrait inoculer.

En donnant mon approbation à cet article, je vous engage cependant à ne le regarder que comme comminatoire, et à ne jamais perdre de vue, qu'ainsi que l'École l'a observé très sagement dans son rapport, les arrêtés de l'Autorité doivent en pareil cas avoir moins pour objet des actes de sévérité que de chercher à répandre l'Instruction et à détruire les préjugés. Je laisse à votre prudence à modifier ces dispositions lorsque les circonstances vous paraîtront le permettre.

L'article 2 a paru à l'École beaucoup trop rigoureux, et je pense, d'après les raisons dont elle a appuyé son opinion, qu'il suffit de fixer à une ou deux décades après la desquammation complète, le temps où les individus qui auront été inoculés pourront être rendus à la société, en ne négligeant l'emploi d'aucun des moyens de propreté recommandés dans le rapport.

Quant à l'article 4, qui rappelle les anciens règlements sur l'inoculation, je vous engage à vous renfermer à cet égard dans les vues de sagesse et de modération indiquées par l'École : la rigueur ne doit être employée que lorsqu'elle est jugée indispensable. La persuasion, au contraire, peut beaucoup plus sur les hommes, surtout lorsqu'elle est fondée sur l'opinion de l'intérêt que l'on prend à leur santé et à leur conservation.

Je me repose, au surplus, sur votre zèle et sur vos lumières relativement aux mesures à prendre pour empêcher la contagion et entretenir la salubrité sans nuire à la pratique de l'Inoculation dont les avantages sont maintenant suffisamment constatés.

Je vous salue,

L. BONAPARTE.